RECHERCHES

SUR

LES CONFERVES

DES

EAUX THERMALES DE NÉRIS

SUR LEUR DÉVELOPPEMENT
LEUR STRUCTURE INTIME, LEURS USAGES
EN THÉRAPEUTIQUE, ETC., ETC.

PAR

C. DE LAURÈS
Ancien interne des hôpitaux de Paris,
médecin inspecteur adjoint des Eaux de Néris, etc., etc.

A. BECQUEREL
Professeur agrégé à la Faculté de médecine de Paris,
médecin de l'hôpital la Riboisière, etc., etc.

PARIS

LIBRAIRIE DE VICTOR MASSON
PLACE DE L'ÉCOLE-DE-MÉDECINE

1855

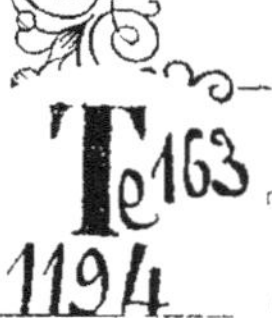

RECHERCHES

SUR

LES CONFERVES

DES

EAUX THERMALES DE NÉRIS

Paris. — Imprimerie de L. MARTINET, rue Mignon, 2.

RECHERCHES

SUR

LES CONFERVES

DES

EAUX THERMALES DE NÉRIS

SUR LEUR DÉVELOPPEMENT
LEUR STRUCTURE INTIME, LEURS USAGES
EN THÉRAPEUTIQUE, ETC., ETC.

PAR

C. DE LAURÈS

Ancien interne des hôpitaux de Paris,
médecin inspecteur adjoint des Eaux de Néris, etc., etc.

A. BECQUEREL

Professeur agrege a la Faculte de medecine de Paris
medecin de l'hôpital la Riboisière, e'c., etc.

PARIS

LIBRAIRIE DE VICTOR MASSON
PLACE DE L'ÉCOLE-DE-MÉDECINE

1855

RECHERCHES

SUR

LES CONFERVES

DES

EAUX THERMALES DE NÉRIS.

En parcourant les documents que la science possède sur les eaux de Néris, on s'étonne de ne trouver nulle part la description complète de la plante thermale à laquelle beaucoup d'auteurs font jouer un rôle si important dans les vertus thérapeutiques, et qui ont été tour à tour vantées par les uns avec trop d'enthousiasme (1), dépréciées par les autres avec trop de légèreté (2). Nous avons essayé de combler cette lacune ; mais avant d'exposer le résultat de nos recherches sur la cryptogame qui fait le sujet de ce travail, nous croyons utile de rappeler brièvement quelles sont les propriétés physiques et chimiques de l'eau minérale dans laquelle elle se développe en si grande abondance, afin de relier ainsi l'étude de la

---

(1) « Les douches et les bains de Néris sont admirables, et font des effets surpre-
» nants qu'on regarde comme miraculeux.....»

Et plus loin : « Je remplirais un volume de guérisons que j'ai vues et traitées moi-
» même, et je suis persuadé qu'il n'y a point d'eaux minérales au-dessus de celles de
» Néris, pour les maladies ci-dessus mentionnées; il est dommage qu'elles ne soient
» pas connues : il y a bien des gens qui restent dans leur état malheureux parce qu'ils
» ne les connaissent pas. » (Michel, conseiller-médecin ordinaire du roi, etc., 1766.)

(2) L'un de nous, M. de Laurès, dans un travail déjà commencé, se réserve de faire l'appréciation critique des divers travaux publiés sur les eaux de Néris.

matière organique à celle des autres éléments qui l'accompagnent. Nous trouverons, du reste, dans cet exposé rapide , l'occasion d'examiner certaines conditions qui sont d'une haute importance dans l'histoire d'une source thermo-minérale, et qui permettent d'établir si, pendant un espace de temps prolongé , elle présente une constance remarquable dans les phénomènes se rattachant à sa température, à son volume , à sa constitution chimique, au dégagement des gaz, etc., etc.

Nombre des sources. — On a l'habitude de compter plusieurs sources à Néris ; mais il n'y en a réellement qu'une seule , jaillissant d'un sol granitique, et captée dans six puits différents, très rapprochés les uns des autres, dans un espace de 15 mètres de longueur sur 5 mètres 50 centimètres de largeur. Le puits de la Croix sert de buvette ; le Grand-Puits, ou puits de César, fournit à tous les autres besoins des deux établissements thermaux.

Volume de la source. — Le volume de la source de Néris devait être anciennement beaucoup plus considérable qu'il ne l'est aujourd'hui, si l'on en juge par ce passage du mémoire de Michel (1766) : « Les eaux s'écou-» lent continuellement dans la campagne, en si grande abondance, que, » *pendant les plus grandes sécheresses* , elles donnent assez d'eau pour » faire moudre sept moulins. »

Vingt ans plus tard (1786), on retrouve la même assertion dans un travail publié par Philippe : « L'eau minérale s'échappe dans la prairie , » et forme un ruisseau assez considérable, même dans les temps de séche-» resse, pour fournir à sept moulins construits sur son passage, dans une » étendue de presque 500 toises (1). »

En 1822 , Boirot-Desserviers évalue le volume de la source à 25 ou 30 pouces cubes environ. Il ne varie, dit-il, dans aucune saison.

En 1841, Falvart de Montluc l'estimait à 965 mètres cubes en vingt-quatre heures.

(1) Il y aurait beaucoup à dire, s'il s'agissait de vérifier l'exactitude de cette assertion. L'observation qui nous a été faite par M. l'abbé Forichon, trouve ici sa place :
« L'histoire ne fait mention dans notre localité que de trois ou quatre moulins au plus.
» Si trois ou quatre moulins suffisent aujourd'hui aux besoins de la population environ-
» nante, sept moulins auraient été fort embarrassés de donner leur raison d'être à une
» époque où la population était à peine la moitié de ce qu'elle est actuellement. »

Dans le *Manuel des eaux minérales*, de MM. Patissier et Boutron-Charlard, il est porté à 1000 mètres cubes.

En 1851 et en 1854, l'un de nous, M. de Laurès, s'est assuré, par un jaugeage répété à trois reprises différentes, que la source de Néris ne fournissait que 900 mètres cubes en vingt-quatre heures. Nous ne pouvons dire si ces variations dans le volume ne tiennent pas en partie aux procédés employés pour les déterminer, ou bien à des filtrations. Nous les signalons sans aborder les questions nombreuses qu'elles soulèvent, et dont la discussion nous entraînerait tout à fait en dehors des limites de notre sujet.

Température. — En suivant le même ordre chronologique, nous trouvons aussi dans la température des eaux de Néris des changements importants qui attestent que ces eaux ont éprouvé un refroidissement très sensible. Le tableau suivant fait connaître les degrés thermométriques indiqués à différentes époques. Nous les avons tous ramenés à la division centésimale.

	Grand-Puits.	Puits de la Croix.
Michel (1766)............	78° centigrades.	75° 5/10es centigrades.
Philippe (1786).........	54	45 5/10es
Boirot-Desserviers (1822)..	49	48
Falvart de Montluc (1841)..	53 7/10es	51
Lebret (1850).........	52 7/10es	52 2/10es
Forichon (1853)... vers.	53	
De Laurès (de 1851 à 1854)	52 7/10es	De 51 8/10es à 52 5/10es cent.

En admettant comme rigoureuses les observations précédentes, il faudrait en conclure :

1° Que le Grand-Puits a toujours fourni de l'eau minérale offrant quelques degrés de température de plus que celle du puits de la Croix (1).

2° Que, de 1766 à 1854, c'est-à-dire dans une période de quatre-vingt-neuf ans, la température du Grand-Puits a baissé de 26 degrés, et celle du puits de la Croix de 23 degrés ;

3° Que cet abaissement n'a pas été progressif, mais qu'il a subi des

(1) Cette différence de température, d'après nos observations personnelles, est peu sensible aujourd'hui ; el'e tient probablement à la disposition même des puits, dont l'un, le Grand-Puits est enfermé dans une enceinte dont l'atmosphère n'est jamais au-dessous de 34 ou 35 degrés, tandis que l'autre, le puits de la Croix, est exposé en plein air. Nous noterons que le thermomètre n'a pas varié, qu'il fût placé dans les couches superficielles ou dans les couches profondes de l'eau.

oscillations alternatives en plus et en moins. Ainsi, de 1766 à 1786, il y
a eu 24 degrés de déperdition. Cette déperdition a augmenté de 5 degrés
'e 1786 à 1822; de telle sorte que, pendant trente-six ans , la chaleur
Je l'eau minérale était de 29 degrés plus faible qu'en 1766 ; puis , de
1822 à 1841 , elle s'est relevée de 49 degrés à 53 degrés 7/10 , et , de
1841 à 1854, elle n'aurait perdu qu'un seul degré (1).

Propriétés physiques. — Les eaux de Néris sont limpides, onctueuses,
sans odeur ni saveur prononcées (2); leur densité est de 1001 , celle de
l'eau distillée étant représentée par 1000.

(1) Philippe, Boirot-Desserviers, Falvart de Montluc, n'ont pas indiqué leur manière
de procéder.

Michel s'exprime ainsi : « J'ai plongé dans l'eau minérale un thermomètre construit
» d'après les principes de M. de Réaumur ; il est monté au 65ᵉ degré dans le Grand-
» Puits et au 63ᵉ dans la source appelée puits de la Croix. » Plus loin il ajoute : « Le
» troisième bassin est nommé le bain des Pauvres. Il a 3 pieds 1/2 à 4 pieds de pro-
» fondeur. Le thermomètre y est monté au 60ᵉ degré. Les personnes les plus robustes
» ne peuvent soutenir ce bain plus de vingt minutes. »

Il nous semble que c'est déjà très surprenant. Aujourd'hui nos malades (et surtout
les plus robustes) ne soutiendraient pas à coup sûr pendant vingt minutes un bain à
72 degrés centigrades. Ceux qui pensent que la chaleur des eaux thermales est différente de la chaleur ordinaire et qu'elle exerce une impression plus douce sur nos
organes, trouveront-ils dans l'observation de Michel un argument irréfragable en
faveur de leur opinion ?

MM. Lebret et de Laurès ont étudié la température des sources, pendant la saison
thermale seulement, à six heures du matin, à midi et à six heures du soir. Ils se sont
constamment servis, pour leurs expériences, du même thermomètre (M. Lebret avait à
sa disposition celui qui fut distribué dans plusieurs stations thermales par les soins de la
commission des eaux minérales de l'Académie de médecine), et ils sont arrivés aux
mêmes résultats, quelles que fussent les variations atmosphériques. Les observations de
M. Lebret ne se rapportent qu'à l'année 1850. Celles de M. de Laurès ont été faites de
1851 à 1854 inclusivement, et pendant cette période de quatre années elles n'ont établ
que des différences tout à fait insignifiantes. Dans sa thèse inaugurale, M. Lebret fixe
à + 52 degrés centigrades la température des sources de Néris. Il a négligé les froc-
tions consignées cependant avec le plus grand soin dans ses notes, qu'il a bien voulu
nous donner à consulter.

(2) Pour être exacts, nous signalerons, mais sous toutes réserves, l'odeur d'hydrogène
sulfuré mentionnée par plusieurs auteurs.

Philippe apprend dans son mémoire, que « le 1ᵉʳ novembre 1757, une source nou-

Dans le puits de César, le liquide paraît être soumis à un mouvement d'ébullition, tant sont grands le nombre et le volume des bulles de gaz qui le traversent continuellement, et quelquefois sous forme de courants, pour se rendre dans l'atmosphère. Ce dégagement est beaucoup moins considérable dans le puits de la Croix, où souvent il est intermittent.

Lorsqu'elle se refroidit dans les bassins exposés à l'air libre, l'eau minérale ne tarde pas à perdre sa transparence et à devenir louche et verdâtre.

Propriétés chimiques. — *Gaz.* — Les gaz qui se dégagent des sources ont été analysés par M. Bussy, qui a trouvé :

Azote.	95
Acide carbonique	3
Oxygène	2

Il n'y a pas d'autre gaz que l'air atmosphérique tenu en dissolution dans l'eau de Néris. Dégagé par l'ébullition, cet air est composé de :

Azote	62
Oxygène	38

ainsi que l'attestent les analyses faites par MM. Robiquet et Bussy. La proportion d'oxygène dépasse de beaucoup non-seulement celle de l'air atmosphérique, mais celle que l'on trouve dans les eaux pluviales, où ce gaz n'excède guère 32 pour 100 (1).

» velle jaillit pour la première fois avec impétuosité. Dans le même instant toute l'eau
» des puits et des bassins se troubla, franchit ses limites, et se répandit aux environs en
» exhalant des vapeurs sulfureuses fort épaisses. Ce ne fut qu'au bout de huit jours
» que les choses furent rentrées dans leur état naturel. »

La date de 1757 ne nous paraît pas exacte. Il s'agit probablement de la même source dont parle Boirot-Desserviers « qui a paru le 10 novembre 1755, à onze heures » du matin, lors du désastre de Lisbonne. A la suite d'une explosion souterraine, jaillit » aussitôt de cette source une colonne d'eau qui s'éleva à 3 ou 4 mètres de hauteur » et se soutint pendant quelques secondes. Le volume des sources dans le bassin ther- » mal fut prodigieusement augmenté, prit une couleur laiteuse ; les fondements du » puits de César furent emportés, et la source nouvelle se creusa à ses pieds un bassin » plus vaste et plus profond. » Le curé Renaud, qui fut témoin de cet événement, prétend qu'il y eut une semblable irruption en 1759. S'il y en avait encore eu une autre en 1757, il est hors de doute qu'il en aurait fait mention.

(1) J'ai recherché avec mon honorable maître, M. le docteur Alphonse Devergie, la

Matières salines. — Depuis l'époque où Raulin annonçait, dans son *Traité analytique des eaux minérales*, que les eaux de Néris contenaient du soufre, du bitume et de l'alun, des analyses nombreuses ont été faites pour déterminer plus exactement leur composition. Nous ne rapporterons pas ici les détails de celles qu'ont successivement opérées Michel, Philippe, Mossier, Vauquelin, Boirot-Desserviers, Longchamp et Robiquet. Nous constaterons seulement (sans discuter la valeur des procédés mis en usage) que toutes ont produit des résultats presque identiques au point de vue de la quantité et de la nature des principes formant le résidu de l'évaporation ; et nous nous bornerons à rappeler l'analyse de M. Berthier, qui est adoptée et citée dans tous les ouvrages.

Eau : 1 litre.	Sels secs.	Sels cristallisés.
Bicarbonate de soude	0,37	0,42
Sulfate de soude	0,37	0,84
Chlorure de sodium	0,20	0,21
Carbonate de chaux et silice.	0,17	0,17
	1,11	1,64

Nous allons maintenant mettre en regard l'analyse qui a été pratiquée récemment sous les yeux de M. le professeur Fremy, qui a bien voulu nous prêter ainsi le concours de ses lumières et de son autorité.

Nous avons recueilli nous-mêmes, avec toutes les précautions désirables, 130 grammes de résidu par l'évaporation. Chaque litre d'eau minérale de Néris, puisée au puits de la Croix ou au puits de César, contient 1 gramme 30 centigrammes de sels. L'analyse qualitative démontre que ce résidu desséché renferme de la silice, du carbonate de chaux, du chlore, de l'acide carbonique, de l'acide sulfurique, de la soude, des traces à peine sensibles de potasse et d'oxyde de fer.

présence de l'hydrogène sulfuré dans l'eau de Néris puisée à la source, et dans l'eau qui alimente les baignoires après avoir séjourné dans les bassins d'approvisionnement. Malgré tout le soin apporté à des expériences qui ont été renouvelées plusieurs fois, nous n'avons pas trouvé la moindre trace d'hydrogène sulfuré. (Note de M. de Laurès.)

Analyse quantitative.

Eau.	15,22
Silice	11,28
Carbonate de chaux.	2,96
Acide sulfurique	21,53
Acide carbonique.	7,91
Chlore.	7,64
Soude	33,46
Potasse. . . . . }	
Oxyde de fer . . . . }	traces
Matière organique. . . . . }	
	100,00

En transformant les acides sulfurique et carbonique en sulfate et carbonate de soude, et le chlore en chlorure de sodium, on arrive à la composition suivante :

Eau	15,22
Sulfate de soude	38,20
Carbonate de soude	19,04
Chlorure de sodium	12,59
Carbonate de chaux.	2,96
Silice	11,28
Potasse . . . . }	
Oxyde de fer . . . . }	traces
Matière organique . . . . . }	
	99,29

L'analyse de 100 parties de sels anhydres, comparée à l'analyse de M. Berthier, donne les résultats suivants :

	Analyse récente.	Analyse de M. Berthier.
Sulfate de soude . . .	45,3	33,3
Carbonate de soude. .	22,6	33,3
Chlorure de sodium. .	14,9	18,1
Carbonate de chaux. .	3,5 } 17,2	15,3
Silice	13,7 }	
	100,0	100,0

Arsenic. — On a de la tendance, maintenant, à trouver de l'arsenic dans toutes les eaux minérales. Il était donc intéressant de rechercher si le résidu des eaux de Néris en contenait. Vingt grammes de résidu solide, provenant par conséquent de 15 litres de liquide environ, ont été employés pour cette recherche, sans qu'on pût découvrir un atome d'arsenic.

Iode. — On a également opéré sur 20 grammes de résidu solide, sans trouver de traces d'iode. En existait-il dans l'eau? A·t-il disparu pendant l'opération ?

Matière organique. — L'eau minérale tient en dissolution une petite quantité de matière organique. Nous l'avons reconnue par la coloration brunâtre qui s'est manifestée en traitant par l'acide sulfurique concentré le produit d'évaporation de plusieurs litres. Nous ne saurions dire exactement quelle est la nature de cette matière organique. Il est probable que c'est la même que celle qui fait l'objet de notre travail, et dont nous allons maintenant donner la description.

On trouve à Néris, dans les bassins où séjourne l'eau minérale, un produit qui s'y développe en grande abondance sous l'influence de l'air et de la lumière (1), et qu'on désigne improprement sous le nom de *limon*. Les choses prenant, en général, leur dénomination de ce qu'elles ont de plus remarquable et de plus essentiel, le mot *limon* fait naître l'idée qu'il s'agit d'une matière bourbeuse, et nous avons vu maintes fois des personnes qui n'avaient pas visité les eaux de Néris parler de leur limon comme on parlerait des boues de Saint-Amand, de Balaruc ou de Barbotan. Il y a donc avantage réel à choisir un nom qui exprime aussi exactement que possible l'état, l'espèce, la qualité de la substance à laquelle il s'applique. Nous proposons de conserver celui de *conferve*. Les motifs de cette préférence pourront mieux être appréciés, lorsque nous aurons fait connaître, dans ses dispositions physiques et dans sa composition intime, la cryptogame dont il est ici question (2). C'est une hydrophyte par excellence. Son

(1) On ne rencontre jamais dans les conduites souterraines que des portions qui ont été entraînées par l'eau courante, mais qui ne continuent pas à se développer.

(2) Nous avons souvent entendu appliquer indistinctement à la conferve de Néris les noms de plantes habitant les eaux thermales, *nostoc, ulve, oscillaire, anabaine.* M. le docteur Forichon, médecin résidant à Néris, a proposé le nom de *thermaline,* qui a l'avantage de rappeler le milieu dans lequel on trouve le produit dont il est question. (*Les eaux de Néris, propos médical,* etc. In-18, 1853.) M. le docteur Richond des Brus, médecin-inspecteur, voudrait qu'on substituât au nom de *limon* celui de *nérisme,* qui ne nous paraît pas plus exact pour Néris que celui de *barégine* pour Baréges. Il donne, pour motiver l'utilité de cette substitution, la raison que nous avons fait valoir plus haut, et il ajoute : « *Car si l'on trouve à Evhaux et à Bourbon-l'Archambault* » *une matière à* PEU PRÈS *analogue, elle n'y est proportionnellement qu'en très* » *petite quantité.* »

Nous avons étudié la conferve d'Evaux, et à Evaux même, et sur les échantillons que

organisation très élémentaire et l'infériorité de son espèce la condamnent à vivre dans l'eau : elle ne pourrait résister en plein air ; le soleil, en la desséchant rapidement, n'aurait pour elle que des rayons délétères.

Il faut, pour se faire une idée bien exacte de cette conferve, la suivre à travers les diverses époques de sa végétation, car elle ne présente pas le même aspect pendant toute la durée de son existence. En l'étudiant à différents âges, on constate que si, dans les premiers temps, sa forme et son état la rapprochent des cryptogames inférieures, elle s'en éloigne en vieillissant, pour s'élever vers une organisation plus complète.

Nous aurons à examiner deux espèces de conferves : l'une, qui croît dans l'eau minérale dont la température reste comprise entre 42 et 48 degrés centigrades (*conferve des bassins chauds*) ; l'autre, qui ne se trouve que dans le bassin de réfrigération, où la chaleur du liquide n'est jamais la même et tombe graduellement de 45 à 20 degrés centigrades (*conferve du bassin de réfrigération*). A côté de quelques caractères communs, ces deux espèces présentent entre elles des différences très marquées.

CONFERVE DES BASSINS CHAUDS.

C'est cette espèce qui croît en abondance dans deux bassins, dont l'un est situé tout près de la source thermale, dont l'autre est placé à l'entrée du grand établissement. Ils sont exposés en plein air, sans aucune espèce d'abri, et présentent ensemble une étendue de 150 mètres environ (fond et parois), sur laquelle la plante s'attache et végète à une profondeur de $1^{m},50$, à une température de 45 degrés centigrades, en moyenne. Pour lui fournir des points d'appui plus nombreux, en multipliant les surfaces,

notre confrère le docteur Tripier, médecin-inspecteur, a bien voulu nous envoyer. Nous nous sommes assurés par l'examen **microscopique** que la matière n'est pas à *peu près analogue*, mais qu'elle est *exactement* semblable à celle de Néris ; et si la proportion est différente, cela tient uniquement à la disposition des bassins, et non pas à la faculté génératrice en elle-même.

Quant aux produits de Bourbon-l'Archambault que nous avons examinés sur les échantillons qui nous ont été adressés par notre confrère le docteur Regnault, ils sont très riches en carbonate de chaux ; les cristaux sont placés comme dans les conferves de Néris, au milieu des tubes qui les constituent ; mais ceux-ci n'ont pas la même disposition, ni la même forme.

on a le soin de couvrir le sol des bassins de grosses pierres poreuses qui forment une espèce de plancher anfractueux d'où s'élèvent les masses végéto-gélatineuses dont nous allons parler tout à l'heure.

En outre des conditions de température et de lumière nécessaires à sa production, il y a, pour la conferve thermale comme pour les autres végétaux, une période de l'année (du mois de mai au mois de novembre), une véritable saison pendant laquelle son développement et sa multiplication sont en grande activité. C'est à cette époque que nous l'avons étudiée, en suivant avec attention les divers phénomènes à travers lesquels elle passe avant d'arriver à un état d'organisation qui puisse se prêter à une description.

Afin de mieux apprécier l'ordre suivant lequel s'opérait l'évolution de ces phénomènes, nous avons fait nettoyer dans une partie de son étendue le fond d'un bassin en pleine production, et nous y avons déposé quelques pierres que nous pouvions retirer facilement de l'eau, et sur lesquelles nous avons examiné jour par jour les modifications survenant dans les éléments déposés à leur surface (1).

Ce n'est guère qu'après quarante-huit heures de séjour dans l'eau qu'il est possible d'apercevoir une matière comme tomenteuse, qui n'a encore ni consistance ni couleur bien appréciables, et qu'on ne distingue que parce qu'elle forme en différents points de petites plaques, peu saillantes, il est vrai, mais qui rendent cependant inégale la surface de la pierre.

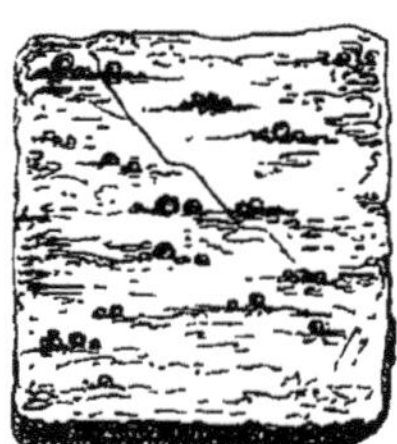

Fig. 1.

Au milieu de cette matière, on voit des bulles de gaz transparentes, comme argentées, et en nombre tout à fait indéterminé (fig. 1). Ces bulles, qui

(1) Il faut choisir, pour faire ses expériences, une série de beaux jours, le développement du végétal s'accomplissant d'une manière plus régulière et plus rapide lorsqu'il y a du soleil et de la chaleur, que dans les circonstances opposées.

sont d'abord d'une extrême ténuité , grossissent rapidement. Elles s'accolent les unes aux autres, restent juxtaposées pendant un certain temps; puis, par le fait même de leur développement, elles finissent par se confondre, et donnent ainsi naissance à des masses de grosseur variable, qui ressemblent à du frai de grenouille. De jour en jour on voit augmenter la consistance de la matière visqueuse dans laquelle les bulles de gaz sont emprisonnées. Vers le huitième jour on la distingue très nettement. Sa couleur est alors d'un jaune verdâtre , avec quelques points plus verts éparpillés çà et là. Ces points se rapprochent par l'accroissement individuel q ie prend chacun d'eux. Ils se réunissent , et constituent alors une expansion membraniforme qui , en s'étalant, recouvre les plaques gélatineuses. La couleur verte se prononce de plus en plus. Les bulles de gaz augmentent de nombre et de volume, en offrant des dimensions qui varient depuis celle d'une tête d'épingle jusqu'à celle d'un grain de raisin (fig. 2). La matière gélatiniforme devient plus abondante, plus épaisse ; les masses qui résultent de ces divers éléments adhèrent, par la face inférieure, aux pierres ou au fond du bassin ; mais cette adhérence est très fragile, et ne devient plus solide qu'avec le temps. De la face supérieure , qui est inégale, on voit naître de petits prolongements qui semblent résulter de l'ascension des bulles gazeuses poussant devant elles la substance gélatiniforme.

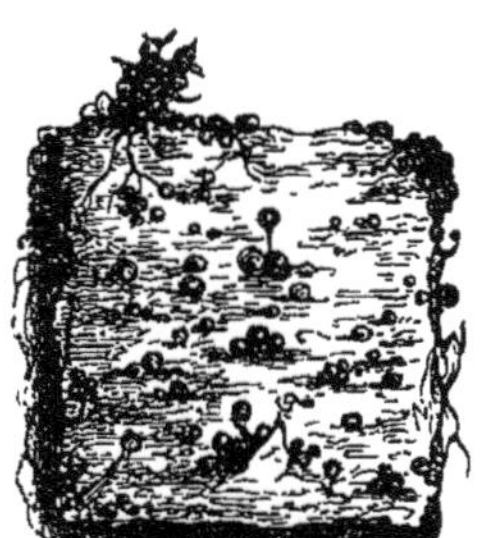

Fig. 2.

A partir du quinzième jour , l'organisation du végétal est déjà très avancée : il tend incessamment à s'accroître. Et si l'on examine , vers le vingtième jour, les pierres qui ne présentaient, dix jours auparavant, que de petites plaques disséminées, on voit, à travers la limpidité parfaite de l'eau minérale , des masses d'un beau vert-émeraude , qui affectent des formes très variées. Il en est une, cependant, qu'on pourrait prendre comme type : c'est celle d'une pyramide plus ou moins régulière , sans axe déterminé, ordinairement bossuée en plusieurs points, et souvent se prolongeant par une sorte de digitation qui s'élève de l'un des points de sa surface (fig. 3). Sa base se moule sur la pierre qui lui fournit appui, et se confond avec la base des autres pyramides, au milieu d'une couche géla-

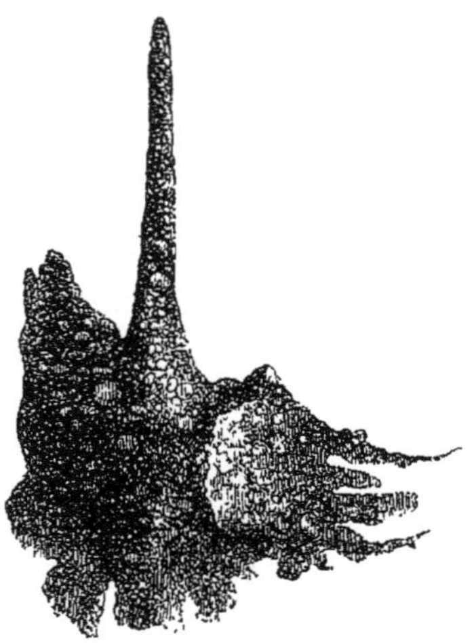

Fig. 3.

tineuse qui les réunit entre elles comme sur un fond commun. Le sommet est en général arrondi, et, dix-huit fois sur vingt, il est constitué par une ampoule ovoïde à parois très minces et transparentes. Il est rare que la pyramide reste libre et isolée : elle contracte des adhérences avec ses voisines, soit par les prolongements qu'elle leur envoie, soit par ceux qu'elle en reçoit, et qui viennent, pour ainsi dire, se greffer sur elle. Ces jetées représentent tantôt des colonnes, tantôt des cloisons, tantôt des arceaux, d'où naissent des boursouflures qui rappellent, par leur disposition, des stalagmites, et présentent dans l'ensemble un aspect tout à fait bizarre et curieux (fig. 4). Aucune règle ne préside à l'arrangement que nous venons de décrire ; aucune fixité n'existe dans la forme , qui change d'un jour à l'autre par le grossissement graduel des différentes parties, qui, distinctes aujourd'hui, finissent par se confondre le lendemain, en comblant les intervalles qu'elles interceptaient la veille.

Le volume des pyramides est très variable, et cette variation dépend d'une foule de circonstances qu'il serait superflu d'indiquer. Il ne peut être évalué que d'une manière tout à fait approximative. En général, quand

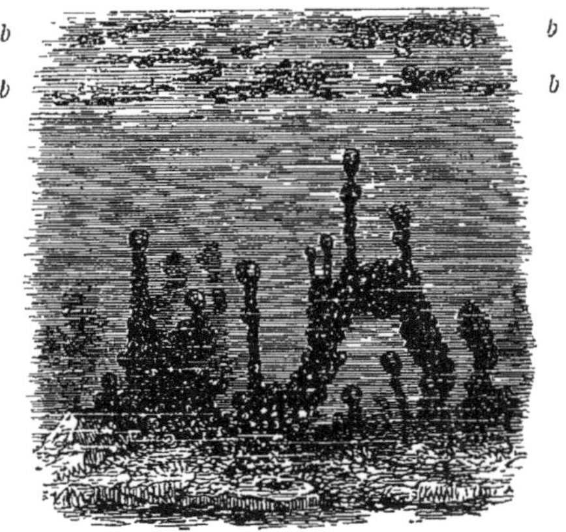

Fig. 4.

une pyramide a rompu spontanément ses adhérences pour venir s'étaler à la surface de l'eau, elle a de 10 à 20 centimètres de hauteur, de 6 à

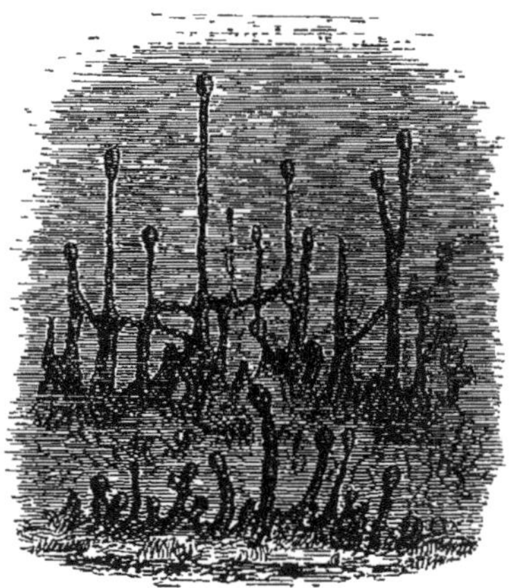

Fig. 5.

12 centimètres de largeur à sa base, et elle se rétrécit toujours de ce point jusqu'au sommet, où elle ne présente pas, d'ordinaire, plus de 1 à 3 centimètres de diamètre.

Mais , si la forme pyramidale est la plus commune , elle n'est pas la seule que prennent les conferves en se développant. On voit aussi s'élever du fond des bassins des tiges verticales (fig. 5) qui n'ont , par leur base, qu'un seul point d'appui, ou bien qui présentent inférieurement une bifurcation dont les deux branches, plus ou moins écartées , marchent à la rencontre l'une de l'autre, et se réunissent pour donner naissance à une colonne droite dont la dimension, comme épaisseur et comme hauteur, est très variable. J'en ai mesuré qui avaient jusqu'à 1 mètre de hauteur. Lorsqu'elles ont une certaine élévation , elles sont assez minces , et leur volume, dans ce cas, égale celui d'une plume de corbeau ou d'une plume d'oie. Soutenues de tous côtés par le liquide minéral, elles se tiennent dans une rectitude parfaite ; mais leur aspect n'est pas le même que celui des masses plus considérables dont nous avons déjà parlé. La matière gélatiniforme n'est pas abondante : on dirait que la matière verte seule existe, et les bulles de gaz, au lieu d'être disséminées sans ordre, ne sont apparentes que de distance en distance, sous forme de perles ovoïdes transparentes, qui semblent diviser la tige en fragments multipliés.

Les conferves qui tapissent les parois des bassins offrent tout à fait la même structure que celles qui s'élèvent du fond. Mais leur disposition est toute différente : c'est une couche unie, légèrement boursouflée, continue dans toute son étendue, d'une couleur verte assez foncée, d'une épaisseur qui ne dépasse pas 4 ou 5 centimètres. Elle adhère assez fortement aux murs des bassins qu'elle recouvre complétement.

Si nous continuons à observer les conferves pendant les phases successives de leur évolution, nous voyons qu'à une certaine époque, et que, par diverses circonstances (expansion des gaz au milieu de la matière gélatiniforme ; agitation du liquide, soit par le vent, soit par l'arrivée de l'eau minérale dans les bassins d'approvisionnement, au fur et à mesure des besoins du service, etc., etc.), les adhérences qui les fixaient au fond ou aux parois se rompent. Les pyramides, qui constituent des masses divisées, résistent moins longtemps que la couche pariétale, qui est continue dans toute son étendue. Les parties détachées s'étalent à la surface de l'eau (fig. 4, b, b, b, b). Isolées d'abord, elles ne tardent pas à se confondre dans une masse commune qui va s'arrêter dans tel ou tel point du bassin, suivant l'impulsion qui lui est communiquée par le vent. C'est là qu'on recueille les conferves pour les besoins thérapeutiques. On n'utilise, en général, que celles qui se sont détachées spontanément. C'est seulement par exception et dans des cas d'urgence qu'on les arrache en les grattant.

Nous n'oublierons pas de noter que les portions flottantes se mêlent à une crasse grisâtre qui est très abondante quand le soleil darde longtemps ses rayons sur les bassins. On voit alors un petillement continuel résultant de l'ascension d'une myriade de petites bulles gazeuses qui viennent éclater à la surface du liquide, en laissant, dans le point où elles font explosion, comme une auréole de cette crasse qu'elles ont entraînée avec elles du fond du bassin. Prise entre les doigts, c'est une matière grenue , sans cohésion, un peu visqueuse. Quand on l'examine au microscope, on constate qu'elle se compose presque exclusivement de cristaux rhomboédriques et de parties amorphes.

Si les conferves séjournent plusieurs jours au-dessus de l'eau, elles ne continuent à végéter que par leur face inférieure qui reste submergée ; la face supérieure se dessèche rapidement par l'action de l'air et du soleil. Les bulles de gaz qui distendaient la matière gélatiniforme disparaissent ; le gâteau se racornit, se rapetisse d'une manière sensible , et sa couleur passe successivement du vert au jaune verdâtre, au roux, au gris. Il perd graduellement ses caractères primitifs , et il finit par ressembler à une espèce de moisissure. Son odeur herbacée dégénère en odeur fétide qui rappelle celle des végétaux dont la décomposition s'opère sous la double influence de l'air et de l'humidité.

Les conferves qui restent fixées aux points où elles ont pris naissance subissent, avec le temps, des transformations qui en changent et l'aspect et la composition intime. La matière gélatiniforme et les bulles de gaz qu'elle contenait disparaissent peu à peu. La couleur, la forme, la consistance, tout est profondément changé. Pendant l'hiver, le fond du bassin est recouvert, dans la plus grande partie de son étendue, par une couche épaisse, compacte, qui semble résulter de l'adossement de plusieurs feuillets. La couleur, au lieu d'être d'un vert-émeraude, est d'un vert olivacé presque brunâtre, et, dans certaines parties, d'un rouge ocracé. La consistance est augmentée. Bien que l'onctuosité persiste , les masses boursouflées et tremblantes ont disparu. La matière verte, qui, dans les premiers temps , se montrait sous l'apparence d'une membrane extérieure, a pris une disposition fibrillaire, par couches superposées, qu'on retrouve dans les tiges, les colonnes et les arceaux. Ils sont devenus résistants et compactes (fig. 6), et leur forme, qui variait de jour en jour, est définitivement acquise. Il n'existe aucune cavité dans leur partie centrale. Les in

terstices et les lacunes qu'on rencontre au milieu du tissu qui les constitue nous semblent tout à fait accidentels.

Ces conferves, qui ont vieilli dans l'eau minérale, conservant une

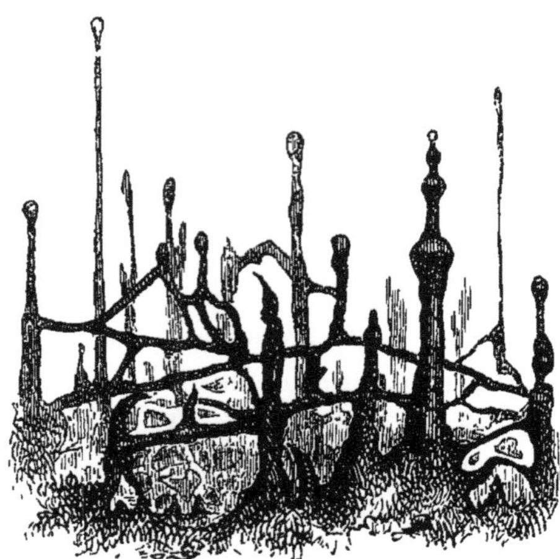

Fig. 6.

température de 45 degrés centigrades, recouvrent les pierres déposées
au fond des bassins, ou forment, dans les intervalles qui les séparent, une
couche d'aspect réticulé, ayant de 2 à 3 centimètres d'épaisseur. Ce n'est
guère que vers le mois de mai qu'on voit, sur cette couche ancienne,
apparaître les rudiments propres à une nouvelle génération. On peut alors
apprécier une force incessante de reproduction, qui n'est certainement
pas le caractère le moins curieux dans l'histoire de la plante qui nous
occupe. La cause doit-elle en être recherchée dans la température de
l'eau, dans la nature des éléments qui la minéralisent, dans les gaz qu'elle
contient, ou seulement dans les conditions d'organisation de l'individu,
qui se multiplierait, comme beaucoup de cryptogames, par une génération très féconde (1)? Toujours est-il qu'au bout d'un certain temps les
conferves de l'année précédente disparaissent complétement sous la couche
de conferves récentes, comme on peut s'en convaincre en examinant ces

______

(1) M. Kutzing, cité par M. d'Orbigny, apprend que les oscillaires qui habitent les
eaux thermales croissent avec une grande rapidité, et que cette rapidité est toujours en
raison de la vivacité des mouvements que ces plantes exécutent. L'*Oscillaria limosa* est

énormes pierres qui flottent au dessus du liquide, tant leur pesanteur et leur surface sont modifiées par les nouveaux produits qui les incrustent.

Nous pouvons maintenant résumer par les caractères suivants les principales qualités physiques de la conferve qui croît dans l'eau minérale de Néris.

a. Produit végétal, dans lequel on remarque, pendant une certaine période, un état gélatineux ;

b. Se présentant sous forme de masses boursouflées divisées en pyramides irrégulières, qui naissent sur un fond commun ;

c. Ou bien disposé en couche unie et continue, renfermant un grand nombre de bulles de gaz ;

d. D'une couleur d'un jaune verdâtre, à l'origine ; d'un vert-émeraude, quand le développement est plus avancé ; d'un vert olivacé brunâtre, quand il est complet ;

e. D'une odeur herbacée très prononcée (celle des épinards cuits) ;

f. D'une saveur fade, mais presque nulle, quand on tient dans la bouche un peu de conferve à l'état frais ; mais d'une saveur très fortement herbacée et salée, si l'on expérimente sur le résidu obtenu par la dessiccation, et dans lequel sont concentrés les matériaux salins de toute la partie liquide évaporée.

g. La conferve récente, soumise à l'action du soleil ou de l'étuve sèche, se réduit à une trame végétale très mince, qui reprend les apparences de la vie quand on la place de nouveau dans l'eau. La trame végétale est beaucoup plus épaisse dans la conferve ancienne.

h. A l'air libre, elle se décompose facilement ; conservée en vases clos (1), dans l'eau minérale refroidie, elle ne tarde pas à répandre une odeur très prononcée d'hydrogène sulfuré, par suite de la décomposition des sulfates qui se trouvent en présence de la matière organique.

surtout remarquable sous ce rapport. Si l'on en place tant soit peu sur une feuille de papier humide, en ayant soin d'entretenir la moiteur de celui-ci, les filaments croissent et rayonnent à vue d'œil et finissent par envahir et recouvrir le papier tout entier. Les rayons s'allongent de 12 à 15 millimètres en une heure.

(1) Philippe, dans son Mémoire sur les eaux de Néris, dit : « Qu'il avait conservé » pendant deux ans de l'eau de Néris dans une bouteille, qu'il s'y était formé de la » matière verte; qu'elle ne se pourrissait pas..... » Ces faits sont en contradiction complète avec ceux recueillis par d'autres observateurs.

STRUCTURE, COMPOSITION INTIME.

La conferve de Néris est constituée par des tubes immergés dans une masse gélatiniforme au milieu de laquelle des bulles de gaz sont disséminées en grand nombre.

Pour éviter les répétitions, nous prendrons la plante à l'état de *développement moyen*, et nous étudierons successivement la *trame végétale* et l'*élément gazeux*, en ayant soin de noter les particularités que l'âge seul détermine.

Élément végétal. — La trame végétale se présente à l'œil nu sous des aspects très différents, suivant l'époque à laquelle on l'examine. Presque nulle pendant les premiers jours, elle apparaît bientôt sous la forme d'une membrane mince, entourant de toutes parts la masse gélatiniforme, devenant plus tard beaucoup plus épaisse, passant du vert-émeraude au vert olivacé, et finissant par constituer la plante presque à elle seule.

Au microscope, on voit qu'elle est formée : *a.* par des filaments ; *b.* par des tubes de trois espèces, les tubes cloisonnés, les tubes ponctués et les tubes moniliformes.

Filaments. — Les filaments sont opaques, d'une couleur vert foncé, légèrement flexueux, et continus dans toute leur étendue. Ils sont entrelacés d'une manière inextricable (fig. 7). On les rencontre plutôt à l'inté-

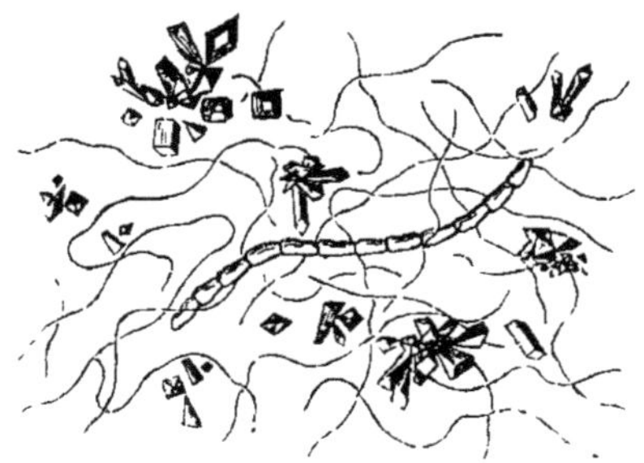

Fig. 7.

rieur qu'à la superficie de la masse gélatiniforme ; et, bien qu'ils accompagnent presque toujours les tubes, ils sont, en général, d'autant moins

nombreux que ceux-ci le sont davantage. Aussi ils deviennent très rares ,
à mesure que le végétal avance en âge.

Tubes (tubes cloisonnés). — Les tubes cloisonnés entrent pour les dix-
neuf vingtièmes au moins dans la composition de l'élément végétal. L'examen microscopique démontre que , peu nombreux dans le principe , ils
sont immergés sans ordre au milieu de la matière gélatiniforme ; mais ils
ne tardent pas à se multiplier de manière à former une véritable couche
extérieure dans laquelle ils sont placés les uns auprès des autres par séries
parallèles et dans le sens longitudinal. Aucune adhérence ne semble les
unir. La matière gélatiniforme seule les maintient ainsi disposés ; ils ne
sont pas ramifiés. Dans nos observations , nous ne les avons pas vus s'a-
nastomoser , comme le font, par exemple , ceux de Bourbon-l'Archambault. Cependant nous ne nions pas la possibilité des anastomoses. Quand
la conferve vieillit, ces tubes deviennent si nombreux , si pressés les uns
contre les autres, qu'il en résulte un tissu solide, bien différent alors de
cette trame verdâtre , mince comme une toile d'araignée , qu'on remar-
quait dans la jeune plante.

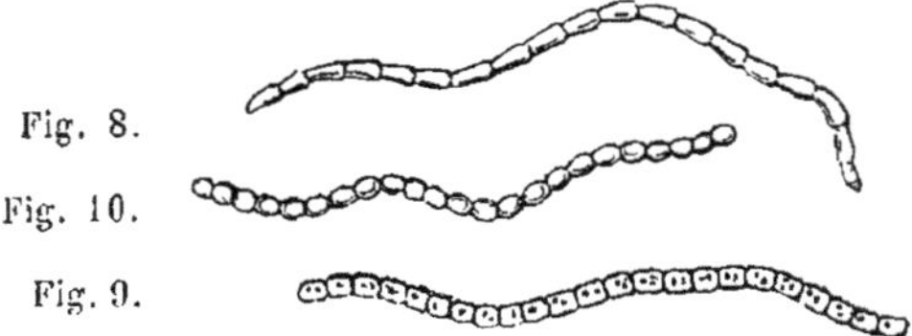

Fig. 8.

Fig. 10.

Fig. 9.

Les tubes cloisonnés offrent une dimension qui varie de 1/80° à 1/150°
de millimètre de diamètre. Quelques-uns , pourtant , sont plus gros ou
plus petits. Ils sont constitués par des cellules plus longues que larges, et
soudées bout à bout. Un étranglement très appréciable existe au point de
cette soudure, et les cellules semblent séparées les unes des autres par
une substance intercellulaire, de telle sorte que le tube, continu dans sa
longueur, est fractionné par des cloisons correspondant aux étranglements.
Nous ne saurions dire si ces cloisons sont pleines ou criblées (fig. 8). En
faisant jouer le microscope, on constate facilement que les parois de ces
tubes sont membraneuses , transparentes et légèrement verdâtres ; que ,
parmi les cellules, les unes paraissent vides, les autres sont remplies par
de la matière verte ou endochrome. Ce sont ces dernières qui forment les
tubes ponctués.

Tubes ponctués. — L'endochrome se trouve dans les cellules des tubes ponctués sous deux états différents : à l'état de petits points granuleux opaques, ou bien à l'état de corps sphériques colorés à la circonférence et transparents au centre. Ils sont placés les uns au-dessus des autres, au nombre de deux, trois ou quatre par cellule (fig. 9), et restent libres au milieu d'elles, sans paraître enveloppés dans une membrane qui leur soit propre. Ces corps ne sont autre chose que des *spores* résultant de la division de l'endochrome et constituant de véritables organes reproducteurs. Tous les tubes, et par conséquent toutes les cellules, n'en contiennent pas. Il n'y en a qu'un certain nombre qui jouissent de la prérogative de devenir *organes de reproduction*, après avoir été *organes de nutrition*. Nous ne saurions encore dire pourquoi telles cellules produisent des spores, et pourquoi telles autres n'en produisent pas. Toujours est-il qu'à une certaine époque de leur développement, après s'être probablement modifiées dans leur forme primitive, qui était sphérique, elles s'allongent, distendent la cellule mère, la déchirent, et donnent naissance à des individus nouveaux qui s'agglomèrent au moyen de la matière gélatiniforme.

Tubes moniliformes. — Les tubes moniliformes sont beaucoup plus rares que les cloisonnés et les ponctués. Leur couleur est d'un vert plus foncé. Ils sont composés d'utricules sphériques placées les unes à côté des autres comme les grains d'un chapelet (fig. 10). Leur diamètre est de $1/120^e$ de millimètre environ. Chaque utricule semble indépendante de sa voisine, à laquelle elle n'est soudée que par un point de sa circonférence. Nous n'avons jamais rencontré d'endochrome soit *granuleux*, soit *nucléiforme*, dans cette espèce de tubes. Il est probable qu'à une certaine époque plusieurs utricules se séparent spontanément pour aller germer et donner naissance à des individus tout à fait semblables.

Dans les interstices des différentes espèces de tubes dont la réunion produit la trame végétale, on trouve des cristaux dont la quantité et dont le volume varient suivant l'âge et le développement de la conferve. Peu nombreux dans les premiers temps, isolés et comme perdus au milieu de ces petites masses amorphes dans lesquelles les traces de l'organisation sont encore difficiles à saisir, ils ne tardent pas à devenir plus abondants (fig. 11 et 12), et, en s'agglomérant, ils finissent par former une couche sous laquelle les tubes disparaissent complétement en certains points (fig. 13). C'est surtout dans les conferves anciennes et dans les *portions d'un rouge orlacé qu'on en rencontre le plus.*

La forme de *rhomboèdre primitif* indiquait tout de suite que la matière
qui constitue ces cristaux était du carbonate de chaux. En effet, parmi les
autres sels minéralisant l'eau de Néris, l'un (carbonate de soude) cristallise
en gros prismes rhomboïdaux ; l'autre (sulfate de soude), en prismes à
quatre pans terminés par des sommets dièdres ; le troisième (chlorure de
sodium), en cubes. Du reste, le carbonate de chaux pouvait seul, à cause

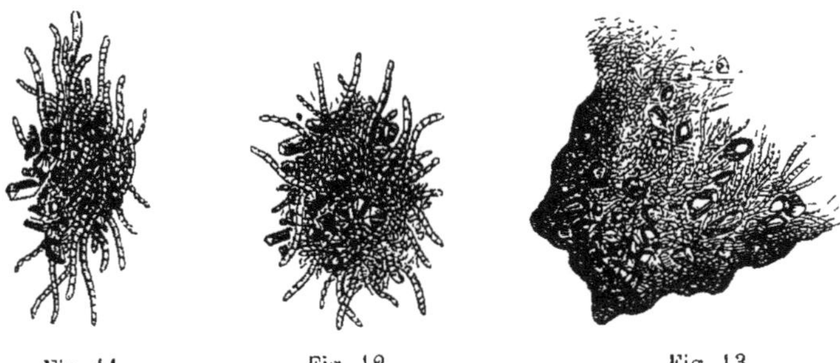

Fig. 11.　　　　Fig. 12.　　　　Fig. 13.

de son insolubilité, rester ainsi à l'état de cristaux dans une trame végétale plongée au milieu d'un liquide non saturé ; et en traitant par l'acide
nitrique les portions de conferves que nous examinions au microscope ,
nous avons vu constamment disparaître les cristaux qu'elles contenaient.
Il y avait effervescence, et l'on n'apercevait plus entre les plaques de verre
que les bulles de gaz formées par l'acide carbonique mis en liberté. M. le
professeur Becquerel, membre de l'Institut, a bien voulu vérifier l'exactitude de nos expériences.

En résumé , le système végétatif de la conferve consiste dans les filaments opaques, dans les tubes cloisonnés, les tubes ponctués et les tubes
moniliformes. La reproduction de l'espèce s'accomplit par les mêmes organes qui ont d'abord servi à la conservation de l'individu.

En profitant des lumières répandues par M. Payer (1) au milieu de
l'obscurité qui régnait dans l'histoire des familles des plantes inférieures,
on peut marquer la place de la plante thermale de Néris dans la famille
des *confervacées*. Si elle se rapproche, par le système de végétation ,
d'autres familles (ulvacées, nostochinées) appartenant au même ordre que
les confervacées (ordre des confervoïdées), elle s'en éloigne beaucoup

(1) Payer, *Botanique cryptogamique,* 1850.

par le système de reproduction ; et il nous a semblé que nous serions plus près de l'exactitude en recherchant les différences plutôt que les analogies qui peuvent aider à la classer.

Matière qui détermine l'état gélatineux. — On trouve dans la conferve récente une partie gélatiniforme transparente et d'une teinte légèrement verdâtre ; elle est insipide, inodore, et tout à fait insoluble dans l'eau. Elle n'adhère pas aux doigts ni aux objets avec lesquels on la met en contact. C'est la pectose qui détermine l'état gélatineux des masses dont nous avons parlé, et dans lesquelles la proportion de l'eau est au résidu sec comme 1 est à 60. En effet, des conferves pesant 305 grammes ont été exposées d'abord à la chaleur douce d'une étuve, puis au soleil jusqu'à dessiccation complète. Lorsque toute l'humidité eut disparu, le résidu sec restant pesait 5 grammes. La proportion du résidu sec à l'eau est beaucoup plus considérable dans les conferves anciennes.

Une fois desséché, le résidu sec des conferves récentes peut de nouveau se laisser gonfler par l'eau et reprendre en partie ses propriétés primitives. L'alcool rectifié racornit en quelque sorte cette partie gélatiniforme. Elle est soluble dans les alcalis, surtout à chaud ; mais si l'on traite la solution par un acide qui neutralise l'alcali, on précipite l'acide pectique qui s'était formé.

Lorsqu'on examine au microscope la partie gélatiniforme, on n'y trouve que des tubes (les cloisonnés surtout), et des filaments opaques disséminés sans ordre. Leur présence explique la coloration verdâtre que nous avons mentionnée. On y remarque aussi quelques cristaux ; mais ils sont très petits et très rares.

Gaz. — M. Bussy a fait l'analyse des gaz dégagés des conferves par une légère agitation. Elle a donné pour résultat :

Azote	60
Acide carbonique.	6
Oxygène.	38

Analyse des conferves. — M. O. Henri, qui avait déjà constaté la présence de l'iode dans les conferves de Néris, a bien voulu faire, sur les conferves sèches que nous lui avons remises, des recherches nouvelles. Nous transcrivons la note que nous devons à son obligeance :

« Les conferves ont été humectées avec une solution de potasse pure » reconnue *très exempte d'iode.* On a fait cuire, ensuite dessécher, puis

» on a calciné fortement le résidu dans une capsule de platine. Ce résidu
» refroidi, mis en poudre, a été traité par l'eau pure froide. On a filtré, et
» soumis le liquide à une évaporation jusqu'à siccité. Ce résidu, repris de
» nouveau par l'eau et en petite quantité , dénotait sans aucun doute la
» présence de l'iode : lorsqu'on y ajoutait une solution récente d'amidon,
» *et qu'on sursaturait très légèrement et en employant la plus grande*
» *précaution, avec de l'acide azotique pur mêlé avec un peu d'acide hypo-*
» *azotique*, il se formait une belle coloration bleue ou violette. Il est très
» indispensable de ne pas dépasser la limite de la saturation de l'acide
» (très légèrement acidule) ; car la couleur bleue n'apparaît pas ou dis-
» paraît instantanément, sans qu'on puisse la faire revenir par l'addition
» de quelques gouttes d'alcali. »

M. Leconte, professeur agrégé à la faculté de médecine de Paris, a fait,
à notre prière, l'analyse qualitative des conferves.

Il a opéré d'abord sur 10 grammes de conferves sèches (conferves anciennes et dans lesquelles l'état gélatineux n'existait plus). Elles ont laissé,
par incinération, 6 grammes 5 décigrammes de cendres d'un rouge brunâtre (soit, pour 100 parties de conferves séchées à la température ordinaire , 65 grammes de matières minérales et 35 parties de matière organique). Ces cendres, traitées par l'eau distillée , ont donné une solution
franchement alcaline.

On a successivement expérimenté sur la solution aqueuse et sur le résidu insoluble.

Solution aqueuse.

RÉACTIFS.	RÉACTIONS.	CONCLUSIONS.
1. Chlorure de baryum.	Précipité blanc, abondant, insoluble dans l'acide azotique.	Acide sulfurique.
2. Azotate d'uranium (la liqueur est légèrement acidulée par l'acide acétique).	Pas de précipité.	Pas de phosphates.
3. Azotate d'argent.	Précipité blanc caillebotté insoluble dans l'acide azotique, soluble dans l'ammoniaque.	Chlore.
4. Eau de chaux.	Trouble très léger, disparaissant par l'acide acétique.	Acide carbonique.
5. Hydrogène sulfuré.	Pas de réaction.	Pas de métaux des 4e, 5e, 6e et 7e sections.
	Pas de réaction, même après l'addition d'acide chlorhydrique.	Pas d'arsénites solubles.
6. Sulfhydrate d'ammoniaque.	Pas de précipité.	Pas de métaux de la 3e section ni d'alumine.
7. Oxalate d'ammoniaque après addition de chlorhydrate d'ammoniaque.	Précipité très abondant.	Chaux.
8. La liqueur précédente filtrée est traitée par le phosphate d'ammoniaque.	Trouble léger.	Magnésie.
9. On précipite une partie de la liqueur par le carbonate d'ammoniaque, afin de rechercher la potasse et la soude; puis on porte à l'ébullition afin de précipiter la chaux et la magnésie, et l'on calcine pour chasser les sels ammoniacaux. On ajoute quelques gouttes d'eau.		
10. Chlorure de platine.	Précipité jaune (peu abondant).	Potasse (traces).
11. Liqueur précédente et antimoniate de potasse.	Précipité blanc (assez abondant).	Soude (quantité assez dosable).

Résidu insoluble.

Le résidu insoluble dans l'eau entra presque tout entier en dissolution avec une forte effervescence, sous l'influence de l'acide azotique. La portion qui ne fut pas attaquée par l'acide azotique, traitée par l'eau régale, ne laissa qu'un résidu peu considérable formé de grains de sable assez volumineux. La solution azotique renfermait une énorme proportion de chaux. La liqueur provenant de l'action de l'eau régale est légèrement jaunâtre ; elle donne avec le cyanure jaune une quantité de bleu de Prusse très considérable. La solution de tannin la colore en noir ; donc présence de sesquioxyde de fer.

Une portion de la même liqueur traitée par le succinate d'ammoniaque et l'ammoniaque donne un précipité gélatineux couleur de rouille.

La liqueur filtrée donne avec le sulfhydrate d'ammoniaque un précipité blanc légèrement rosé.

Avec la potasse, un précipité blanc se colorant en brun sous l'influence du chlore et de l'air.

La même solution dans l'eau régale donne par l'ammoniaque un précipité soluble dans un excès de réactif ; la liqueur se colore et laisse déposer un précipité brun, caractères qui appartiennent au manganèse. Du reste, une autre portion de la même liqueur, calcinée avec de la potasse caustique, donne du manganate de potasse en très grande abondance.

Les solutions azotiques n'ont pas donné de précipité par l'ammoniaque ; donc pas d'alumine.

Iode.

Pour rechercher la présence de l'iode, on prit 100 grammes de conferves dans un état complet de développement, et séchées à l'air. On les incinéra après les avoir humectées avec une solution de potasse *exempte d'iode*. Le résidu pulvérulent et brunâtre ainsi obtenu fut traité par l'eau distillée, et la liqueur ayant été évaporée à sec, le résidu fut calciné jusqu'au rouge, puis épuisé par de l'alcool rectifié. La liqueur alcoolique laissa par évaporation un résidu qui fut lui-même calciné. On reprit ce résidu par l'eau, et après y avoir ajouté quelques gouttes d'une solution d'amidon, on acidula la liqueur par deux gouttes d'acide sulfurique pur qui firent immédiatement apparaître une *coloration bleue très manifeste* indiquant la présence de l'iode. La teinte obtenue présenta à peu près la même intensité qu'une liqueur de même volume contenant un cinquième de milligramme d'iode.

En résumé, le résidu de la calcination des conferves de Néris contient :

1. Les acides silicique (sable).
    —   carbonique (à l'état de carbonate de chaux).
    —   sulfurique.
2. Du chlore.
3. De l'iode.
4. De la potasse (traces).
5. De la soude (traces plus abondantes).
6. Du sesquioxyde de fer.
7. De la magnésie.
8. De l'oxyde de manganèse.
9. De la chaux (carbonate), très abondante.

CONFERVE DU BASSIN DE RÉFRIGÉRATION.

Cette conferve croît dans un bassin où séjourne l'eau minérale qu'on laisse refroidir jusqu'au degré le plus bas qu'elle puisse atteindre suivant les circonstances atmosphériques. Ce bassin est exposé en plein air ; son fond et ses parois sont tapissés par un produit qui se différencie de la plante que nous venons de décrire et par ses propriétés physiques et par sa composition intime.

Disposition. — Cette espèce de conferve forme sur les parois, mais surtout au fond du bassin, une couche de 1 à 2 centimètres environ d'épaisseur. Aucun prolongement, aucune expansion ne naît de sa surface. Son adhérence est assez intime, et rarement elle se détache spontanément ; il faut l'arracher en la grattant. Vue à travers la transparence de l'eau minérale, elle est d'abord d'une couleur jaune verdâtre qui devient brune avec le temps. Un assez grand nombre de bulles de gaz, ayant à peu près toutes le même volume, sont disséminées dans sa substance. Elle a une odeur et une saveur *terreuses*. Elle ressemble aussi, dès l'origine, à du frai de grenouille, et elle offre un certain degré d'onctuosité qu'elle perd en vieillissant.

Zone inférieure. — Elle est constituée par une matière friable, grenue, d'un vert sale, sans structure apparente, et dans laquelle le microscope fait découvrir un grand nombre de fragments amorphes mêlés à quelques cristaux rhomboédriques. On n'aperçoit aucune espèce de tubes.

Zone moyenne ou intermédiaire. — Elle est formée par une matière

gélatiniforme blanchâtre, au milieu de laquelle on trouve quelques fragments de matière verte. Elle adhère intimement aux deux couches entre
lesquelles elle est comprise et fait corps avec elle, sans ligne de démarca-
tion. Elle est opaline, comme caséeuse, plus compacte, moins tremblo-
tante et plus facile cependant à diviser que la matière gélatiniforme des
autres conferves.

Au microscope, on trouve disséminées quelques cellules présentant
l'aspect d'un oval étranglé au niveau des 3/5ᵉˢ supérieurs avec les 2/5ᵉˢ
inférieurs. Il a la forme d'un bissac dont le grand diamètre est de 1/60ᵉ de
millimètre environ. Dans la partie rétrécie, il n'a guère que 1/120ᵉ de
millimètre de diamètre, et 1/80ᵉ de millimètre dans chaque partie bombée.

Au centre, on remarque un noyau grenu, couleur vert-émeraude, et se
prolongeant en proportion égale dans les deux parties renflées. Le pour-
tour de la cellule est parfaitement transparent.

On rencontre des cellules ayant la même forme que les précédentes,
mais dans lesquelles le noyau semble s'être déchiré au point correspondant à l'étranglement, et avoir rempli de matière verte la totalité de la
cellule.

Il en est encore d'autres complétement transparentes et dans lesquelles
on voit deux noyaux distincts. Chacun d'eux présente la forme d'un disque
correspondant à chaque renflement. Parmi toutes ces cellules, il y en a de
plus longues les unes que les autres. On dirait qu'elles se sont aplaties
dans le sens du plus grand diamètre, et qu'elles ont déterminé en même
temps l'aplatissement du noyau (fig. 14).

En isolant de la substance gélatiniforme les fragments de matière verte
qui y sont mêlés, et en les soumettant à l'examen microscopique, on y

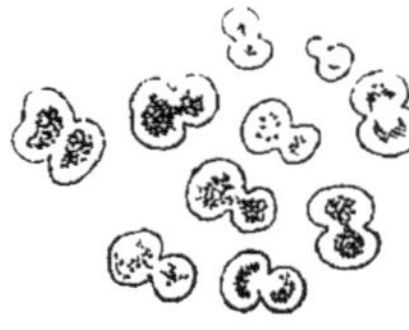

Fig. 14.

découvre, mais en très petit nombre, des portions de tubes cloisonnés et
de tubes ponctués et quelques rares cristaux.

Zone supérieure. — Cette zone supérieure est d'un aspect tomenteux,
d'une couleur vert brun. Elle renferme, en proportion à peu près égale,

une matière verte et une matière brune disséminées dans son épaisseur. Sa consistance est plus ferme que celle de la zone intermédiaire. Au microscope, on y trouve : 1° les différentes espèces de cellules mentionnées plus haut ; 2° un petit nombre de corpuscules quinze à vingt fois aussi gros que les cellules ordinaires. Ils sont arrondis ; leur couleur est d'un très beau vert. Ces corpuscules ne seraient-ils pas des cellules modifiées dans leur forme et distendues outre mesure par de la matière verte ?

Quand on isole la matière brune pour l'examiner au microscope, on y remarque, en même temps que des cellules, un très grand nombre de petits corps arrondis opaques, noirâtres, de 1/200° à 1/400° de millimètre de diamètre, et sur la nature desquels nous ne sommes pas assez renseignés pour avancer une opinion. Afin de ne rien omettre, nous signalerons aussi la présence de quelques filaments opaques verts, extrêmement ténus, et auxquels les cellules semblent quelquefois attachées.

Nous n'avons jamais rencontré dans la conferve des bassins chauds, ni les corpuscules opaques, ni les corps verts arrondis, ni les cellules isolées et en forme de bissac, qui constituent presque à elles seules celle du bassin de réfrigération, dans laquelle les tubes sont, au contraire, très rares. Un des caractères constants de ces cellules, c'est leur isolement. Nous ne les avons jamais vues se souder pour produire des tubes. Elles représentent probablement des individus solitaires, possédant en eux-mêmes la faculté de se reproduire au moyen de l'endochrome, qui se divise, comme nous l'avons vu, de manière à former dans l'intérieur de la cellule, soit un noyau unique, soit deux noyaux disciformes, soit des points isolés et grenus, soit enfin une matière verte, comme épanchée pour remplir la cellule.

PARTIE THÉRAPEUTIQUE.

Si nous voulions énumérer les diverses maladies dans lesquelles les conferves ont été employées comme moyen thérapeutique au milieu de conditions diamétralement opposées, il faudrait, à coup sûr, nommer toutes les affections qui sont soumises à l'action des eaux de Néris. L'application d'un même remède à tous les maux témoigne, en général, d'une confiance équivoque plutôt que d'une foi complète dans ses vertus, et contribue toujours à le discréditer.

Aussi, préférant la consécration qui vient de l'expérience à celle qui vient de la vogue, nous nous sommes appliqués à observer attentivement les phénomènes qui pouvaient servir à déterminer le mode d'action des conferves, en demandant aux faits eux-mêmes ce qu'on doit établir de précis sur des propriétés curatives qui ont été regardées en même temps comme émollientes, calmantes, stimulantes et résolutives.

Les conferves sont employées, soit pour modifier le tissu même de la peau, comme dans certaines formes d'affections cutanées (eczéma, urticaire, lichen, prurigo, psoriasis), soit pour agir par l'intermédiaire de cette membrane sur les tissus qu'elle recouvre (névralgies, rhumatisme, goutte, maladies du système musculaire et articulaire, etc.).

Maladies de la peau. — Nous avons observé plusieurs cas d'urticaire chronique, de lichen et de prurigo, ayant résisté à des médications énergiques et variées, et qui ont été améliorés notablement par le traitement thermal de Néris, composé de bains, de douches et de frictions avec les conferves. Nous mentionnerons seulement ici les phénomènes qu'il faut rapporter directement à l'usage de ces frictions.

Elles ont été pratiquées vingt ou trente jours de suite pendant le séjour des malades dans le bain ; elles duraient de quinze à vingt-cinq minutes. Leur effet immédiat a presque toujours été de produire une sensation légère de picotement, quelquefois de cuisson, dans les plaques ortiées et dans les points où la peau était le siége de papules et d'exfoliations ; mais cette sensation se calmait rapidement lorsque les malades séjournaient quelque temps dans l'eau, et la rougeur légère qui s'était développée disparaissait en général dans l'espace d'une demi-heure, quel que fût son degré d'intensité.

Dans l'eczéma aigu, que la maladie fût récente ou qu'elle durât déjà depuis longtemps, les frictions avec les conferves ont toujours donné lieu à des symptômes d'excitation assez prononcés pour nous forcer à en suspendre l'emploi.

Dans l'eczéma subaigu, lorsque la peau est encore légèrement suintante ou lorsqu'elle est recouverte de lamelles comme épidermiques, mais formées en grande partie par la sérosité desséchée, les frictions ont constamment déterminé de la rougeur et de la chaleur ; quelquefois même elles ont ranimé assez vivement le travail inflammatoire. Nous avons fait souvent frictionner avec les conferves des surfaces de la peau qui avaient été le siége d'une inflammation sécrétoire à une époque déjà éloignée, et sur lesquelles il reparaissait de temps à autre une légère exfoliation épidermique. Les petites écailles se détachaient facilement ; on voyait se développer en même temps une rougeur et une cuisson très légères. Les premières frictions étaient plus excitantes que celles qui suivaient, la susceptibilité de la peau diminuant progressivement. Nous avons vu des malades exposés depuis longtemps à des éruptions vésiculeuses autour des lèvres, des oreilles, des aisselles, puis à des exfoliations épidermiques sèches, et chez lesquels les récidives sont devenues moins fréquentes et moins intenses, comme si cette espèce d'irritation substitutive, renouvelée chaque jour par le traitement thermal, avait modifié le tissu de la peau au point de lui faire perdre l'habitude de l'inflammation première. Dans quelques cas d'*acne indurata*, les frictions avec les conferves, employées simultanément avec les douches de vapeur, ont exercé une action résolutive manifeste.

Dans les maladies squameuses (*psoriasis, lepra vulgaris*), lorsque les plaques rouges de la peau avaient été dépouillées de leurs écailles, l'usage des conferves a encore produit de l'irritation. Nous n'avons à consigner aucun fait qui prouve que l'affection se soit amendée ultérieurement.

Nous pouvons conclure de ces observations, que dans les différentes formes de maladies de la peau pour lesquelles les conferves ont été utilisées en frictions :

1° *L'action émolliente et calmante proprement dite n'a pas été observée.*

2° Que c'est, au contraire, une *action excitante à des degrés divers qui s'est manifestée* (1).

Les frictions avec la plante thermale ont encore été appliquées dans des cas de névralgies faciale, intercostale, sciatique, plantaire, etc. La part qu'elles méritent dans le résultat obtenu est difficile à faire, puisqu'elles étaient employées simultanément avec les autres moyens thermaux.

Affections articulaires, etc.—Mais c'est surtout contre certains états pathologiques des systèmes musculaire et articulaire, ainsi que l'avait déjà indiqué notre honorable confrère le docteur Forichon, que nous les avons vues réussir le plus avantageusement. Ces états pathologiques, différant les

(1) Boirot-Desserviers, en parlant des bains de boues de Néris, s'exprime ainsi : « Ils ont une activité étonnante sur le système dermoïde, et bien supérieure à ceux de » Saint-Amand et de Padoue, au dire de ceux qui ont fait usage des uns et des » autres. »

uns des autres par les causes qui les produisent et par les lésions matérielles ou les troubles fonctionnels qui les constituent, ne pourraient être appréciés exactement qu'en lisant les observations recueillies par l'un de nous (M. de'Laurès), et qui seront publiées ultérieurement dans un autre travail. Nous signalerons seulement ici qu'elles se rapportent à des hydarthroses, à des tumeurs blanches des parties molles, à des gonflements suite d'entorses, à certaines contractures musculaires, etc. Parmi les cas plus simples, nous mentionnerons les engorgements périarticulaires permanents autour des jointures rhumatisées ,et qu'on rencontre le plus ordinairement dans celles des doigts, des orteils, du carpe et du tarse. Ils ont leur siége dans les téguments et dans les parties plus profondes. Les capsules articulaires sont souvent distendues par un peu d'épanchement synovial. En général, cet état ne s'accompagne ni de chaleur, ni de rougeur, et c'est principalement dans ces circonstances que les frictions sont très utiles. Cependant nous les avons souvent employées même quand il subsistait encore une congestion active. La stimulation qui en résultait se trahissait par du gonflement et par une rougeur assez vive, mais non persistante, et une amélioration prononcée ne se faisait pas longtemps attendre. Nous avons noté que presque toujours les mouvements de l'articulation gagnaient en force, en souplesse, en étendue, avant que le gonflement lui-même eût diminué d'une manière sensible.

Modes d'administration. — L'étude à laquelle nous nous sommes livrés démontre que l'action thérapeutique doit varier suivant qu'on se sert des conferves à l'état récent, ou des conferves qui ont vieilli. Il y aurait donc eu avantage réel à pouvoir choisir, d'après les indications, la plante jeune ou la plante ancienne ; mais la disposition des bassins où elle croît n'a pas été appropriée à de telles exigences. On ne donne pas le temps au végétal de vieillir. On le consomme au fur et à mesure qu'il se développe, et dans l'état actuel des choses, il s'en faut que tous les besoins des malades puissent être satisfaits selon les prescriptions médicales.

C'est surtout en frictions qu'il convient d'employer les conferves, pour profiter en même temps des avantages qui résultent de l'espèce de massage que subit la partie frictionnée ; l'application sous forme topique n'est pas usitée à cause de la difficulté qu'elle présente, et parce que l'abaissement rapide de la température forme dans beaucoup de cas une contre-indication absolue.

Les frictions sont pratiquées, soit pendant le bain, soit au sortir du bain, soit dans l'intervalle des bains.

Leur durée n'a rien de fixe. On les continue d'ordinaire jusqu'à ce que la plante soit réduite en détritus. Leur nombre est subordonné, au point de vue thérapeutique, à une foule de conditions qu'il serait superflu d'indiquer. Mais une circonstance qui porte avec elle son enseignement, et qui aurait dû depuis longtemps provoquer des modifications urgentes dans la disposition des bassins, c'est que pendant les mois de juillet et d'août la génération des conferves, quoique au moment de sa plus grande activité, n'est nullement en rapport avec les besoins de la consommation.

Mode d'action. — Les conferves sont-elles redevables de propriétés spéciales à un ou à plusieurs ingrédients actifs figurant parmi les éléments qui les constituent ; ou bien n'agissent-elles que par l'eau minérale qu'elles contiennent, et par conséquent aux mêmes titres qu'elle ?

Les résultats obtenus dans notre pratique personnelle nous font penser que c'est à l'eau minérale qu'il faut rapporter en grande partie, pour ne pas dire exclusivement, les effets qu'on est tenté d'attribuer en propre aux conferves. L'examen de faits observés avec attention ne nous a pas permis de constater une différence sensible entre les phénomènes qui se passaient chez des malades atteints d'affections semblables, et dont les uns étaient soumis au traitement thermal sans l'emploi des conferves, tandis que les autres ajoutaient cette ressource comme auxiliaire aux bains, aux douches et aux étuves. Dans le prurit de la vulve, par exemple, dans l'intertrigo, dans certaines autres affections cutanées, les surfaces malades rougissent sous l'influence d'un bain, à peu de chose près, comme sous l'influence d'une friction avec la plante thermale ; et si l'excitation produite est plus forte dans le second cas que dans le premier, c'est parce qu'il vient se joindre à l'action de l'eau une action mécanique tenant à la friction elle-même, et une action irritative toute de contact due à la présence de cristaux insolubles de chaux carbonatée très abondants, surtout quand on se sert de la plante qui a vieilli. Du reste, cette stimulation locale, et surajoutée en quelque sorte, n'est jamais bien durable, et elle ne s'éveille facilement que dans les parties où le derme n'est pas complétement protégé par l'épiderme, ou bien dans celles qui sont encore le siége d'un état congestif ou d'un travail subinflammatoire.

La difficulté de tracer des attributions médicatrices distinctes apparaît encore, lorsqu'on cherche à démêler dans l'ensemble des effets curatifs ce qui revient au traitement thermal général et ce qui pourrait appartenir exclusivement aux conferves. Mais il ne faut pas leur faire une part trop large dans la résolution plus ou moins complète des accidents. Les analyses relatées plus haut ont découvert, il est vrai, dans leur substance un principe (l'iode) dont la présence n'a pas été constatée dans l'*eau minérale* ; mais dans quelle proportion doit-il se trouver dans la conferve récente dont on fait le plus habituellement usage, puisqu'on ne l'a évalué qu'à 1/5e de milligramme pour 100 grammes dans les conferves anciennes ? Quant au fer, s'il existe en quantité plus notable que dans les résidus d'évaporation, il est à un état de combinaison qui rend son efficacité bien équivoque.

On a beaucoup vanté (et beaucoup trop, suivant nous), les propriétés *émollientes, calmantes*, des conferves. L'aspect gélatineux du végétal à l'état récent a probablement fait croire à l'existence d'une matière particulière formant un élément distinct et jouissant par lui-même de propriétés adoucissantes. Cet état gélatineux n'est déterminé et maintenu que par la présence de la pectose, dont la proportion doit être bien faible, puisqu'une masse pesant 305 grammes à l'état frais contient, comme nous l'avons indiqué, 300 parties d'eau contre 5 parties seulement de résidu sec formé par la trame végétale. C'est dans cette trame végétale que se trouve la pectose ; elle en fait partie intégrante, et quand l'action de frictionner a détruit la plante dans laquelle elle retenait le liquide minéral en quelque sorte à l'état de combinaison, c'est dans les débris végétaux qu'il faudrait la chercher, si l'on pouvait l'isoler, et non pas dans l'eau, car elle y est complétement insoluble. Nous ne savons pas à quelle partie gélatineuse M. Richond des Brus fait allusion, quand il dit, en parlant de la conferve récente et maniée dans le bain : « *Ses éléments se désagrégent* » *aisément ; la partie gélatineuse se dissout* (1). » S'il a constaté la présence d'une matière gélatineuse soluble, il a omis d'en signaler la nature et de dire si elle peut rendre compte des propriétés émollientes, calmantes qu'il reconnaît aux conferves. « *Pour les parties enflammées, doulou-* » *reuses, c'est le plus précieux des cataplasmes* (2). » Nous enregistrons d'autant plus volontiers ce fait, qu'il appelle notre attention sur des phénomènes que des observations nombreuses n'ont pas mis en évidence à nos yeux. La difficulté de maintenir en place les masses gélatiniformes, glissantes, et de leur conserver une température convenable, nous a fait

(1) *Notice sur les eaux thermales de Néris.*
(2) *Ibid.*

renoncer depuis longtemps à l'usage des conferves sous forme de cataplasmes ; mais chaque fois qu'une application locale a été faite sur des
parties enflammées, douloureuses, nous pouvons affirmer que l'effet obtenu n'était en rien semblable à celui que produit, en pareil cas, un cata-
plasme de farine de graine de lin, par exemple, dans lequel l'eau simple
à une température de 34 ou 38 degrés centigrades doit compter comme
agent thérapeutique autant que le principe mucilagineux. Les cataplasmes
de conferves imbibent les tissus non plus d'eau simple, mais d'eau minérale, et il est tout naturel alors qu'elle agisse par ses propriétés ordinaires qui, pour nous, sont loin d'être *émollientes*, dans la véritable
acception du mot.

L'observation clinique vient ici nous prêter son appui, en démontrant
que les phénomènes d'excitation augmentent souvent lorsqu'on met des
conferves en contact avec certaines parties enflammées, douloureuses
(comme dans le phlegmon, par exemple), qui s'accommoderaient très
bien, au contraire, des émollients ordinaires ; tandis que ces mêmes conferves, appliquées sur des articulations rhumatisées où persiste encore de
la rougeur et de la douleur, produisent des résultats bien autrement avan-
tageux que des cataplasmes de farine de graine de lin. C'est que l'effet
calmant ne dépend pas d'une propriété toujours identique, et des *excitants légers* peuvent, dans des circonstances données, conduire plus sûre-
ment que les émollients à un résultat thérapeutique secondaire semblable,
celui d'apaiser la douleur.

Nous avons cru ces réserves utiles pour établir que nous attachions
moins d'importance aux propriétés émollientes des conferves qu'à leurs
propriétés stimulantes et résolutives. Il nous semble qu'on a promis pour
elles plus qu'elles ne donnent en réalité, et nous ne comprenons pas facilement comment le même remède possède le privilége, tantôt « d'augmenter
» la propriété émolliente des bains, de blanchir, d'adoucir la peau, tantôt
» de ranimer l'énergie musculaire, de faire une dérivation dans les cas de
» paralysie apoplectique, d'agir contre les hydarthroses, les fausses anky-
» loses, les tumeurs blanches, les cicatrices adhérentes (1). »

Toujours est-il que les frictions avec les conferves constituent dans le
traitement thermal une ressource de plus qui permet de soumettre quel-

____

(1) *Notice sur les eaux thermales de Néris*, par M. le docteur Richond des Brus,
1855.

ques parties isolées à l'influence de l'eau minérale, et de localiser en quelque sorte son action en la rendant ainsi plus continue et plus énergique.

CONCLUSIONS.

1° Les eaux minérales de Néris, qui ont été classées parmi les *thermales salines*, doivent en effet garder la place qui leur a été assignée, si l'on admet comme exacte l'analyse que nous avons présentée plus haut.

2° Leur densité est de 1001, celle de l'eau distillée étant représentée par 1000. Elles sont donc peu minéralisées.

3° Elles contiennent un peu de matière organique en dissolution.

4° Les gaz qui se dégagent des sources sont l'azote, l'oxygène et l'acide carbonique.

5° La température des eaux reste comprise entre 52 et 53 degrés centigrades, quelles que soient les variations atmosphériques.

6° Le volume de la source est de 900 mètres cubes environ en vingt-quatre heures.

7° La plante qui se développe dans les eaux de Néris, et à laquelle nous proposons de laisser le nom de conferve, appartient à la *classe des algues*, à l'*ordre des confervoïdées*, à la *famille des confervacées*.

8° Elle existe sous deux états différents, qui permettent d'établir deux espèces distinctes : 1° la conferve des bassins chauds ; 2° la conferve du bassin de réfrigération.

9° La conferve des bains chauds est seule employée dans la thérapeutique thermale.

10° On s'en sert sous forme de frictions.

11° Ses effets immédiats, que la plupart des auteurs regardent comme émollients, comme calmants, nous ont semblé être des effets stimulants, excitants.

12° Ses propriétés sont résolutives.

En insistant aussi longuement sur la composition intime de la conferve de Néris, nous avons eu pour but de rechercher si l'efficacité de l'eau minérale dans laquelle on la trouve lui revenait en grande partie, comme l'ont prétendu quelques auteurs (1). Nous avons indiqué les effets théra-

(1) M. Robiquet, qui a étudié cette conferve pendant son séjour à Néris, « attribue

peutiques qu'on obtient par l'application directe de la conferve sur les parties malades (1) ; mais, tout en admettant que la petite quantité de matière organique tenue en dissolution dans l'eau soit de la même nature, nous ne saurions expliquer par elle les propriétés salutaires des eaux de Néris. Au surplus, l'agrégat hydrominéral ne doit pas être dissocié quand on étudie son action sur l'économie ; elle dérive de toutes les substances qui le composent, et non pas d'une seule ou de plusieurs d'entre elles. L'opinion des médecins et des chimistes est loin d'être unanime, quand il s'agit d'apprécier la valeur thérapeutique des eaux minérales. Pour les uns, leurs propriétés sont en raison directe de la nature et de la quantité des principes qu'elles contiennent. La question de température leur est su-bordonnée. Pour les autres, cette composition ne joue qu'un rôle secondaire ; car l'analyse même la plus exacte ne présente probablement pas le groupement naturel des éléments constitutifs, mais un groupement artificiel, en quelque sorte, qui s'est produit pendant les opérations chimiques que l'on a fait subir aux eaux minérales, et principalement pendant l'évaporation. S'il en est ainsi, il résulte de là une première conséquence : c'est que l'on doit demander à la chimie, dans l'analyse d'une eau minérale, non pas une détermination exacte de la nature des sels, mais seulement une détermination de la quantité des principaux éléments d'une part, et, d'une autre part, non plus la quantité, mais la nature d'un certain nombre d'autres éléments dont la proportion est évidemment trop peu considérable pour permettre de les peser exactement.

Ce qui est déjà très difficile pour les principes inorganiques devient tout à fait impossible pour les matières organiques ; on ne peut déterminer ni leur quantité, ni leur nature, d'abord parce qu'on manque de réactifs pour cette détermination, ensuite parce que leur proportion est, en général,

» plus volontiers l'efficacité des eaux à cette substance inconnue qu'à aucune de celles » qui y coexistent. Il est probable qu'elle est azotée, et par cela même plus susceptible » de s'assimiler à nos organes. »

M. Falvart de Montluc y attachait aussi une grande importance : « C'est probable-» ment aux éléments de cette substance que les eaux doivent leurs principales vertus. »

Et ailleurs..... « Cette substance, par son volume et ses propriétés, donne un carac-» tère tout particulier à ces eaux qui, n'étant ni sulfureuses, ni proprement gazeuses, ni » salines, semblent n'appartenir à aucune des divisions établies pour les eaux minérales. »

(1) Le docteur Forichon la recommande contre les contractures musculaires. (Forichon, *Ouv. cit.*)

trop peu considérable. Et cependant ces matières peuvent jouer un certain rôle dans l'action thérapeutique, et doivent entrer en ligne de compte lorsqu'on vient à apprécier la valeur d'une eau minérale.

Nous croyons fermement que les effets des eaux minérales ne sont pas subordonnés à la quantité des éléments chimiques qu'elles renferment, et nous sommes heureux d'être, sur ce point, en communauté d'opinion avec l'un de nos plus éminents chimistes, M. le professeur Fremy. Il est des eaux actives qui ne contiennent cependant qu'une proportion de principes minéralisateurs tout à fait insignifiante. Plombières, Néris en France, Wildbad dans le Wurtemberg, Gastein dans la Bavière, sont dans ce cas. Niera-t-on leur activité? Ou bien si on la reconnaît, objectera-t-on qu'elles ne la doivent qu'à leur température? Mais nier l'activité de ces eaux ce serait nier l'expérience, ce serait accuser d'erreur ou de mauvaise foi des observateurs qui ont proclamé les mêmes résultats pendant une longue suite d'années, et, pour faire justice de la toute-puissance de la température, il suffirait d'établir que l'eau chaude naturelle appliquée dans les mêmes conditions ailleurs, et loin des eaux minérales, ne produit pas les mêmes résultats.

Pour nous, la base vraiment solide de toute histoire d'eaux minérales ne repose que sur les faits physiologiques et thérapeutiques. Quand l'expérience a prouvé qu'une eau minérale n'est pas nuisible, quand des observations consciencieuses démontrent ses vertus salutaires, il faut d'abord accepter le fait d'efficacité, puis rechercher dans l'étude de l'action physiologique les moyens d'apprécier exactement son influence sur chaque appareil, afin d'obéir avec plus de discernement aux indications qui doivent en régler l'emploi, et enfin se livrer aux investigations qui peuvent établir si le liquide qui la produit est fortement ou peu minéralisé ; s'il doit ses propriétés, soit à un groupement particulier des matières que le chimiste y découvre, soit à des corps qu'il ne peut ni trouver, ni reproduire, soit à des modifications spéciales des matières organiques, soit enfin à l'action réciproque de la chaleur et des divers éléments tenus en dissolution.

Nous ne sommes plus au temps où Juncker écrivait : « *Chimiæ usus in medicina fere nullus*, » et nous ne voulons pas diminuer l'importance du rôle de la chimie dans l'étude des eaux minérales ; mais malgré le perfectionnement des procédés analytiques, l'opinion de Fourcroy, reproduite par Orfila, n'a encore rien perdu de sa valeur aujourd'hui : « L'art de

» connaître les différen's sels dissous dans les eaux, d'en estimer la pro-
» portion, est un des travaux les plus difficiles qu'on puisse proposer en
» chimie. » Les progrès de la science n'ont pas fait cesser les contradic-
tions entre les expérimentateurs ; peut-être même ont-ils contribué à les
augmenter. Comment alors les inductions pratiques pourraient-elles être
rigoureuses, si les vérités sur lesquelles on voudrait les appuyer varient
de jour en jour ?

Nous terminerons ce travail en exposant succinctement les recherches
auxquelles nous nous sommes livrés pendant la saison dernière pour déterminer l'action des eaux de Néris sur la transpiration cutanée. Nous
nous sommes basés sur les résultats obtenus et signalés par l'un de nous,
M. Becquerel, dans sa séméiotique des urines.

Voici ces résultats :

L'homme et la femme adultes sécrètent, dans l'espace de vingt-quatre
heures, des quantités d'urine qui peuvent être représentées par des
moyennes assez exactes. Celles qui ont été déduites d'un nombre d'expériences assez considérable sont les suivantes :

	Eau.	Principes solides.
Hommes.	1227,779	30,521
Femmes.	1387,480	34,211
Moyenne générale .	1282,634	36,866

Ces nombres peuvent être regardés comme l'expression de l'état physiologique, de l'état dans lequel il y a pour les urines une sorte de balan-
cement entre la sécrétion urinaire et la perspiration cutanée. Or, si une
cause quelconque vient à rompre cet équilibre, il y aura des modifications dans l'une des deux fonctions. Par exemple, si l'eau et les parties
solides de l'urine sont diminuées, il faut, de toute nécessité, que la transpiration pulmonaire ou cutanée soit augmentée. Nous supposons, bien
entendu, qu'il n'existe pas de sécrétion anormale, de diarrhée, par
exemple, chez les individus que l'on considère. Si, au contraire, l'eau et
la somme des parties solides de l'urine sont augmentées, il est évident
qu'il y aura eu une diminution de transpiration pulmonaire et cutanée.
Ne pouvant pas mesurer les deux dernières, nous avons opéré, en nous
basant sur cet équilibre, et nous avons recherché ce qu'était la sécrétion
urinaire chez des individus avant le traitement par les eaux de Néris, et ce
qu'elle devenait au milieu du traitement.

Voici les résultats obtenus :

Les urines des vingt-quatre heures ont été examinées la première fois la veille du traitement, et la seconde fois après le quinzième jour du traitement, qui se composait de bains, de douches, de bains de vapeur et d'eau minérale en boisson.

Nous ferons observer que tous les nombres sont généralement un peu faibles ; car nous n'avons jamais pu obtenir des malades qu'ils urinassent avant d'aller à la garderobe.

Il y a donc un peu moins d'urine pour chacun d'eux, et comme la même circonstance s'est reproduite pour tous, nous avons pu en faire abstraction dans les résultats généraux où il ne s'agit que d'apprécier des différences et non des résultats absolus.

	RÉSULTATS AVANT LE TRAITEMENT.		RÉSULTATS APRÈS QUINZE JOURS DE TRAITEMENT.		DIFFÉRENCE.	
	Eau.	Part. solid.	Eau.	Part. solid.	Eau.	Part. solid.
Hommes	778,601	28,113	628,325	25,817	150,276	2,297
Femmes	810,160	27,556	658,530	24,058	151,630	3,498
Moyenne générale.	794,301	27,335	643,427	25,237	150,374	2,098

On voit, d'après ce tableau, que le régime alimentaire étant le même, et plutôt augmenté que diminué, les quinze jours de traitement ont suffi pour produire dans les urines les résultats suivants.

L'eau a notablement diminué de quantité ; les parties solides que cette eau tient en dissolution ont également diminué et presque toujours du même chiffre. Nous avouerons même qu'il est rare de voir des résultats aussi constants que ceux que nous avons consignés dans nos observations.

La conclusion à tirer, c'est que, sous l'influence des eaux de Néris, malgré une nourriture plus abondante, malgré l'oisiveté dans laquelle restent les malades, malgré la quantité de liquide introduite par toutes les voies dans l'économie, la proportion de l'eau et des principes salins diminue dans les urines, ce qui ne peut tenir à une autre cause qu'à l'augmentation proportionnelle de la perspiration cutanée ou pulmonaire.

Nous ajouterons que *les urines sont toujours restées acides*, et que nous avons trouvé souvent au fond des vases des urates acides et de l'acide urique sous forme de poussière amorphe. Aussi avons-nous été surpris de voir, dans la notice publiée par M. Richond des Brus , que « *les urines*

» *deviennent légèrement alcalines, lorsque les eaux de Néris sont conti-* » *nuées pendant quelque temps à la dose de 3 à 4 verres par jour.* »

L'alcalinisation, même légère, de l'urine par les eaux de Néris, serait, si elle était bien démontrée, un fait nouveau dans la science. Il est donc regrettable de ne pas connaître , et, par conséquent , de ne pas pouvoir apprécier les conditions dans lesquelles elle a été constatée. Sur quelles espèces d'urines a-t-on expérimenté ? Combien de temps s'était-il écoulé entre le moment de l'émission de l'urine et le moment où elle a été exa- minée ? A quel genre d'alimentation, de régime, de traitement, étaient soumis les malades, etc., etc.? L'indication de ces circonstances aurait eu son intérêt ; car lorsqu'un fait est anormal (*et l'eau de Néris ne contient pas une proportion de sels de soude capable de rendre les urines alcalines*), il est utile de grouper autour de lui tous les renseignements qui peuvent diminuer les doutes et les incertitudes qu'il soulève dans l'esprit. Nous ne passerons pas en revue les différentes causes d'erreur contre lesquelles il faut se tenir en garde dans les expériences sur les urines ; nous rappel- lerons seulement que, du moment que le liquide est hors de la vessie , l'urée commence à se transformer en carbonate d'ammoniaque , et que la présence de ce corps , qui augmente d'une manière incessante, diminue insensiblement l'acidité de l'urine , la rend un instant neutre et finit par déterminer son alcalinité. Cet effet se produit plus rapidement en été qu'en hiver. Cependant les nombreuses expériences que nous avons faites ont presque toujours été pratiquées dix ou douze heures après la dernière émission des urines , par la température la plus élevée de l'année , et *jamais nous n'avons constaté que les urines fussent alcalines* , bien que les malades eussent absorbé l'eau minérale par la boisson et par les bains.

Les observations du docteur Forichon relativement à l'acidité des urines sont tout à fait conformes aux nôtres, et le soin qu'il apporte dans toutes ses recherches garantit leur exactitude. Nous savons qu'il pense, comme nous , que *l'eau minérale n'a pas affaire avec les urines alcalines qu'on peut rencontrer à Néris.*

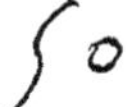